L'arte di vivere

Yogacharya Shri Anmol Yadav

Tabella dei contenuti

Ogni atomo è vivo, la conversazione è in corso, sii sensibile

Prendi tutto presto

Sii un uomo, non un mulo

Quando la coscienza di una persona si eleva al di sopra, l'umiltà viene automaticamente.

Vita presa in prestito, dov'è la morte?

Non posso cambiare i miei modi

Mente v/s intelletto

Dovrebbe esserci meno nella vita

Fare lavoro o affari

Bhakti suprema

Non andare dalle parole vai dritto ai sentimenti

Non usare le parole, le parole sono molto astute. Il mondo coglie solo le parole, ma io colgo i sentimenti nascosti dietro le parole. I grandi problemi sorgono nella vita, quando ci sediamo aggrappandoci a una parola. Non vedono nemmeno i sentimenti nascosti dietro di esso. Reagendo subito dopo aver ascoltato quelle parole, a volte prendiamo anche delle decisioni. Ho preso una decisione senza guardare i sentimenti, quanto è sbagliato. Osserva quante cose influenzano le parole, ad esempio di che umore sei, se il corpo fisico è felice o triste. Lasciate che vi faccia un esempio mio. Il giorno in cui il mio stomaco non è pulito, il mio comportamento cambia. Le parole saranno un po' dure. Posso arrabbiarmi molto per le piccole cose. Non possiamo tollerare il cambiamento. Come ti sentiresti se usassi parole dure tutto il giorno adesso. Ora dimmi, mi comporto in modo diverso con le persone perché non ho lo stomaco pulito. Sto usando parole dure. Mentre io ho solo amore verso tutti. La ragione per cui le parole vanno dalla dolcezza all'asprezza è che lo stomaco non è adeguatamente pulito. I sentimenti rimangono solo d'amore. Perché dovrebbe esserci un cambiamento nei sentimenti, anche se non hai fatto niente di male con me. Ora nostra moglie lo sa molto bene. Lo stomaco non è pulito. Ora non trarrà la conclusione che mio marito non mi ama. Sa che la ragione della durezza delle parole è che lo stomaco non è pulito. E sa anche che l'amore è lo stesso, non c'è cambiamento in esso. Le parole sono esterne e l'amore è interno. Ora la cosa interessante è che posso identificare le parole ei sentimenti in ogni persona che è connessa con me. Non vado mai sulle parole, vado dritto nei loro sentimenti. Perché so che la parola è Situazionale, è ecologica. Ma i sentimenti si sviluppano lentamente. Ora non darmi questa scusa che non so leggere i sentimenti. Sai leggere bene. Sai benissimo quale amico e parente ti aiuterà nei tuoi momenti difficili. Sapete anche molto bene quanto amore c'è per voi nel cuore di ciascuno. Ora che lo sai, non seguire le loro parole, vai direttamente nei loro sentimenti e poi reagisci e poi prendi una decisione, non prendere una decisione solo ascoltando le loro parole. Questo è solo un esempio di stomaco non pulito, nella nostra routine quotidiana continuano a verificarsi migliaia di situazioni del genere, che intaccano la durezza e la dolcezza delle parole. Ma i sentimenti rimangono sempre gli stessi, lo stesso amore.

Se hai talento, toccherai le vette

Le circostanze di una persona sono peggiorate e si è verificata la situazione dell'accattonaggio. Quella persona ha molto talento. Scrive libri. Arrivò il momento in cui tutti i suoi soldi finirono. Aveva appena bisogno di 2 o 3 mila rupie al mese per mantenersi in vita. A volte anche alcuni dei suoi amici gli davano dei soldi. Il suo obiettivo non era il denaro, ma scrivere libri e meditare. Meditando, nella sua mente sarebbero sorte nuove idee, grazie alle quali avrebbe potuto scrivere libri. Anche i soldi dati dagli amici sono finiti. È arrivato al punto che in piedi sul segnale, è giunto il momento di mendicare. Anche l'accattonaggio mendica solo quanto gli riempie lo stomaco. I libri che scriveva, guadagnava dei soldi da lì, ma erano molto meno. Era questione di un giorno che qualcuno gli consegnasse 10.000 rupie. Con queste 10.000 rupie, ha comprato i suoi libri e ha iniziato a venderli con lo stesso segnale. La gente ha iniziato a comprare libri. Sicuramente più libri saranno venduti quando l'autore vende i suoi. Da qui la sua vita cambiò completamente.

Se hai conoscenza e talento dentro di te, salterai di nuovo dopo aver toccato il livello inferiore.

Ci sono cento modi di vivere la vita. Alcuni scelgono uno e alcuni scelgono l'altro percorso. Tutti devono raggiungere lo stesso posto. Ora, se dici perché non sei come lui. Questo è sciocco. Prima di tutto smettila di pesare. Non posso pesare tutti con una sola bilancia. Perché la propria abilità può essere più nel lavoro del cervello. E l'abilità di qualcuno può essere maggiore nei lavori fisici. Quindi smettila di pesare. Lascia che ognuno scelga la propria strada.

Cos'è il successo?

Niente come il successo esiste in questo mondo. Il successo non è un luogo in cui devi essere riconosciuto. Il successo non è un titolo che devi raggiungere. Ecco perché non corro dietro al successo. Perché la cosa che non c'è, come sarà accolta? La vita è un percorso che devi percorrere. Il significato diretto di ottenere il successo è che ora non dovrai decidere il percorso. Ora non devi lavorare sodo. Ma è corretto? Dovrai camminare finché c'è vita. Allora dov'è il successo? Qual è la definizione di successo? Dove sta la salute nel successo? Anche la salute ha un posto nel successo? Dove si trova Anand nel successo? Ha anche un posto? Perché il giorno in cui raggiungerai il successo, quel giorno quel percorso finirà lì. E questo non accadrà nella tua vita. Devi camminare per il resto della tua vita. Quindi vai avanti e percorri questo percorso con gioia. Sì, la felicità può essere l'obiettivo ma non il successo. La felicità è qualcosa che puoi ottenere. La felicità sta anche nel decidere la strada. La felicità è nel viaggio, non nell'arrivare da qualche parte. Goditi la vista che sta arrivando. Ma tieni presente che ci sono due modi per raggiungere la felicità. Uno è eccellente e l'altro è inferiore. Cos'è questo eccellente povero? La gioia che deriva dall'eccellenza moltiplica la gioia. E il piacere ottenuto attraverso la meschinità distrugge le possibilità del piacere futuro. Quindi fai attenzione mentre scegli Anand.

Impatto delle idee

Il pensiero è un'onda. Continua a fluire continuamente nel nostro cervello. Tutti noi riceviamo continuamente pensieri così come generiamo pensieri, cioè stiamo anche lasciando pensieri. Hai notato una cosa che quando siamo in un posto solitario, in montagna, la mente diventa assolutamente calma. I pensieri diventano completamente meno. Dove la popolazione è maggiore, anche il numero di idee sarà maggiore.

Esperienza di meditazione

Durante la meditazione, la coscienza è chiaramente visibile nel cervello. I neuroni iniziano a calmarsi. I loro nodi iniziano ad allentarsi. Un'ondata di pace corre nella mente. La mente inizia a svuotarsi. C'è una sensazione di estasi. La meditazione diventa una dipendenza e perché no. Chi vorrebbe rinunciare alla beatitudine? Se la tua attenzione inizia a migliorare, non sarai in grado di fare un intervallo nemmeno di un solo giorno. Idee nuove e migliori iniziano a fluire nella mente.

Fonte di malcontento

L'uomo non si sente felice anche dopo che il suo obiettivo è stato raggiunto. Qui la felicità è disponibile per un momento. Ora guardami, fino ad ora sono stati venduti 26 libri in brossura e 4 ebook kindle, ancora la mente non è felice. Anche se sarebbero stati venduti così tanti libri, non me l'aspettavo. L'obiettivo era di 10 libri. E ho raggiunto tre volte di più del mio obiettivo, eppure non sono felice. Tuttavia, so che il libro che ho scritto è importante per le persone che soffrono di malattie. E venderne anche una sola copia è come un grande risultato per me. Perché conosco il valore di questa conoscenza. I libri sono stati classificati tra i più venduti su Amazon, ma la mente non è ancora felice. Questi problemi rimarranno finché non continuerò a fare qualcosa riguardo a questi libri. Ho ancora del lavoro da fare con questi libri. Ho completato tutte le attività, è rimasta solo un'attività. Devi consegnare il tuo libro ai grandi venditori di libri della tua città. Ho fatto un ordine di 20 copie all'editore. Vediamo qual è la risposta dei venditori di libri. Bene, allora arriviamo al nostro vero problema. Come ottenere la felicità sempre. Non ho molto attaccamento al mondo materiale. Ecco perché sono sempre felice. Ma anche l'atterraggio in questo mondo materiale è difficile e alcuni compiti importanti devono essere completati. Dopo aver acquisito la conoscenza della Bhagavad Gita, sono venuto a sapere che in questo mondo materialista la felicità non si raggiungerà attraverso le cose materiali. Ma uno deve fare il lavoro. Abbiamo certe responsabilità morali e dobbiamo adempierle. Per adempiere a queste responsabilità, anche la relazione delle cose materiali viene collegata. E dimentica per un momento la realtà, che la felicità e la soddisfazione non verranno da queste cose materialistiche. È colpa nostra solo dimenticarlo. Dopo aver completato il mio lavoro, torno alla devozione. E tornando a Bhakti, la relazione con le cose materialistiche viene interrotta e viene stabilita la relazione con la verità. Ecco perché qualunque cosa io senta oggi è temporanea. Sì, può anche essere permanente se non ne sono a conoscenza. E se non c'è conoscenza della verità, allora i dolori della persona aumenteranno ulteriormente e tutti i problemi psicologici che stiamo vedendo oggi sono dovuti all'ignoranza di questa verità. La soluzione ai tuoi problemi psicologici non è nelle medicine, ma nel conoscere la realtà. Dove troverai la verità, troverai la verità nella Bhagavad Gita.

Alcune persone sono completamente tagliate fuori dal mondo materiale. Non hanno alcuna connessione con cose materialistiche. Si chiamano Tyagi Tapasvi. Solo loro hanno la vera felicità. La gente pensa che arrendersi sia un compito molto difficile, cosa si guadagnerà arrendersi. In effetti, ciò che ottieni dopo aver rinunciato è molto prezioso. Ma la mia ideologia è in qualche modo diversa da questa. Considero alta la rinuncia, ma non accetto completamente la rinuncia. È mia opinione che vivere nella società e lavorare per il benessere della società sia qualcosa di più alto. Non c'è Altruismo nella completa rinuncia. Meglio l'equilibrio, il sacrificio così come l'adempimento dei doveri. Sto camminando solo su questa strada. Conosco la Bhagavad Gita anche in questa forma.

Non essere troppo attivo (Rajogun)

Il mondo non ti lascerà da nessuna parte. Puoi aiutare le persone o derubarle. Dovrai affrontare le critiche. Devi decidere, devi scegliere la strada. Ho scelto la via del servizio. Questa vita è un percorso. Devo andare avanti. Sì, devo camminare, non devo correre, non devo correre, non ho nessuna corsa. Non c'è competizione con nessuno. A volte Rajogun aumenta anche in me. Ora cosa significa questo? Cioè, il desiderio di ottenere di più. Dico infatti che ho rinunciato ai desideri. Ma quando devi entrare nel campo dell'azione, allora dove potrai scappare da Maya. Anche Maya mi lega, non ne sono immune. Ma a causa di questa conoscenza, mi afferra solo per pochi istanti. Maya ha una qualità, continua a spingerti a cercare di ottenere di più. Devi pensare che questo è buono. No, ti rende un asino. Ciò significa che diventi Rajoguni. Rajogun significa uno che lavora sodo. Perché qualcuno lavora sodo? Per ottenere ricchezza e fama. Sono solo questi desideri che ti fanno impazzire. Devo conoscere il saldo. So quanto devo lavorare. Dopo aver conosciuto queste tre qualità, sapevo fino a che punto dovevo correre. Devo fare tanti sforzi. Forse non sono in grado di capirlo. Sto facendo tutto, ma molto facilmente e semplicemente. La vera gioia della vita sta nel viverla così. Tutto è necessario nella vita. A tutti deve essere concesso lo stesso tempo. Se non c'è equilibrio nella vita, una persona diventa irritabile. Fermati un attimo, prenditi due momenti di pace. Se ti fermi per qualche istante di pace, se rimani per un po', la dolcezza verrà nel tuo discorso. Il tuo comportamento cambierà. L'amore ti riempirà. E quando l'amore ti riempie, condividerai anche l'amore con le persone. Cosa può essere più prezioso di questo in questo mondo da condividere. Ecco perché preferisco essere a Satogun invece che a Rajogun. Ecco perché prendersi una pausa, restare per un po'. Il mondo non si fermerà senza di te. Il mondo prima correva senza di te e correrà anche in futuro. Ecco perché i momenti di felicità che hai passato sono tuoi e la cosa più alta della tua vita. E la felicità è in Satoguna, non dentroSperanza Guna. Farò questo, farò quello, scuoterò il mondo, andrò avanti. Tutti questi sono i sintomi diSperanza Guna. Non essere troppo avido, scegli la via di mezzo. La via di mezzo è migliore. Cosa farai raccogliendo tutto questo? Divertiti, questo è il massimo.

Costruisci una seconda casa, cioè anche una casa spirituale.

Costruiamo tutti case nella vita. A volte spendiamo tutta la nostra vita guadagnatacostruzione ci denaro quella casa. A volte costruiamo non una casa ma due case. Pensando che se un giorno sarà triste, andrà in un'altra casa, si siederà e troverà pace. Noi costruiamocasali con lo stesso pensiero in mente. Molte volte creiamo persino una stanza separata nella casa in modo che ogni volta che la mente è irrequieta, possa andare a sedersi lì per un po'. Ma quando questo mondo fisico, cioè questo mondo, viene calpestato, allora dove andrà? Niente funzionerà, anche i tuoi soldi non funzioneranno, anche le tue relazioni non funzioneranno. Quelle relazioni ti prenderanno a calci, allora dove andrai. E questo sta accadendo con tutti noi e accadrà anche in futuro. E finché sei nel mondo fisico, ci andrai sicuramente. Sei ricco, hai molti soldi, eppure verrai preso a calci. Sei il Primo Ministro, non importa cosa, questo mondo prenderà a calci anche te. Questo mondo materiale, questa illusione non ti lascerà, puoi diventare quanti ne vuoi, non farà alcuna differenza. Perché non diventi Tata, Birla, Ambani, verrai comunque preso a calci. Dove correrailontano? Là è un posto dove puoi andare dove c'è la piena garanzia che non verrai preso a calci lì. Perché non c'è conflitto lì? ci sei solo tu. Non c'è pensiero lì. C'è solo beatitudine. Ma che posto è? Lui è dentro di te. Ma quel posto deve essere creato. Proprio come ci vogliono anni e anni per costruire una casa, allo stesso modo ci vogliono anni per costruire una casa sotto forma di spiritualità, questa casa sotto forma di spiritualità non si costruisce in un giorno. Qual è la materia prima di questa casa spirituale? Di cosa è fatto questo? La sua materia prima è la meditazione. Una casa sotto forma di spiritualità si costruisce solo attraverso la meditazione. Ci vorranno almeno due anni per costruire questa casa. Questa volta può essere più o meno, perché ogni persona non è la stessa. Quindi costruisci un'altra casa e continua ad entrarci solo quando questo mondo ti prende a calci. Questo è il mondo materiale, qui anche l'amore è veleno e anche il veleno è amore. Perché non fai interesse pubblico qui, allora non andrai alle scatole. Ma dovrai camminare, anche quello con un sorriso (non solo all'esterno, ma anche nel profondo, per non mostrarlo a nessuno, ma dovrebbe diventare la tua natura) e anche quello con piena gioia. E questo succede a tutti, non pensare che lui sia ricco, lui è povero, lui è in posizione alta, lei è in posizione bassa. Tutti hanno bisogno di una seconda casa sotto forma di spiritualità. Quindi costruisci un'altra casa con materia prima sotto forma di meditazione.

Il conflitto (dualità) è il tuo problema

Sì, la dualità è il tuo problema. Sei nei guai perché c'è conflitto dentro di te. Da dove nasce questo conflitto? Questo conflitto è sorto dalla tua routine quotidiana. Il tuo ego è la ragione del sorgere di questo conflitto. Non preoccuparti, non ti sto chiamando arrogante. Ego significa semplicemente che ti stai considerando come un'identità separata. Questo è tutto ciò che conta. Finché continui a discutere in questa vita, è naturale che sorgano conflitti. I problemi continueranno per tutta la vita. I problemi sono il nemico. Non è uccidere il nemico, ma fare amicizia con il nemico significa creare armonia. Ci vorrà molta forza per uccidere il nemico ma niente per fare amicizia. Incontrati, diventa uno, il conflitto finirà lì, perché il conflitto è in due, non in uno. Se credi nella tua mente, allora il problema sarà risolto. Connettiti con colui a cui tutti sono collegati, o dì in altre parole colui che è connesso a tutti, cioè Dio. Ti connetti con Dio perché è connesso a tutti.

Il giorno in cui inizi a connetterti con Dio, quel giorno la tua dualità inizierà a ridursi. Perché allora inizierai a vederti anche negli altri.

'Prendi un'idea, rendila la tua vita' Quanto è significativa questa affermazione di Swami Vivekananda?

Questa è una grande idea. Tutti dovrebbero implementare questa idea nella loro vita. In realtà sto scrivendo questo paragrafo nel contesto del mio canale Youtube. Ho aperto un canale Youtube. L'unico scopo del canale era mantenere le sue esperienze davanti a tutti. Oggi sono molto felice che seguendo quelle esperienze molte persone siano state in grado di uscire dalle loro molte malattie per grazia di Dio. Quando il canale è stato avviato, nessuno lo guardava da molti mesi. Tuttavia, c'erano molti altri argomenti su cui si poteva aumentare un'enorme quantità di iscritti e visualizzazioni realizzando video. Ma non ho mai cambiato idea. Perché conoscevo il valore della conoscenza di questa esperienza. Perché in assenza di questo ho sofferto per due anni e ho visitato molti medici. Forse è stato a causa di quel dolore che mi sono aggrappata ai miei pensieri. Avevo deciso che se posso cambiare anche la vita di una persona, allora la mia vita avrà successo. In questo modo, questa era l'idea a cui mi sono attenuto e oggi migliaia di persone si sono unite a noi e ho la possibilità di servire così tante persone. E sono molto soddisfatto e felice del mio lavoro. E do tutto questo merito a Dio.

Fai della regola di alzarti presto la mattina il punto centrale.

Sì, fai della regola di alzarti presto la mattina un punto centrale. Qual'è il significato di questo? Fammi capire questo attraverso un esempio. Negli ultimi due o tre mesi e mezzo mi sono svegliato presto la mattina. E sono venuto a sapere che l'aria pura del mattino agisce come una medicina nel corpo. L'ho saputo direttamente attraverso le esperienze nel mio corpo. Ora che ho capito che l'aria pura del mattino è medicina, da quel giorno fino ad oggi non ho fatto intervallo nemmeno di un giorno nell'alzarmi presto la mattina. La difficoltà è di soli cinque minuti. La primissima decisione di Shubha è importante. Lì la tua mente ti conquista. Non devi lasciare che la tua mente vinca, ma devi vincere la tua mente. Cambia la decisione in cinque minuti, questo è il tuo nemico. Quindi alzati, corri, corri e prendi la medicina che è presente in quell'aria mattutina. Dove svolgiamo il nostro lavoro o la nostra attività, ci costruiamo intorno la nostra casa, anche i nostri amici, amici diventano vicini. Ciò significa che il posto di lavoro è il punto centrale attorno al quale trascorriamo tutta la nostra vita. Quel lavoro o quell'affare è supremo per noi, tutto il resto è al di sotto di esso. Rendi questo risveglio mattutino il punto centrale. Tutto il resto ruota intorno ad esso. Quello che intendo dire è svegliarsi presto la mattina, metterlo sopra, non lasciarci un giorno vuoto, anche se dormi alle quattro di notte. Se dormi di meno per un giorno allora andrà bene, nessun problema. Se stai assumendo cibi leggeri, il tuo sonno sarà completato in meno tempo.

La costanza è il segreto del successo

Sì, è assolutamente vero che la coerenza è un aspetto importante che rende una persona di successo. Ma solo la coerenza non è un errore. Anche qui è una questione di tuo interesse. Senza interesse, non sarai in grado di essere coerente. Pertanto, quando pensi di essere coerente, prima decidi se sei interessato a fare la cosa in cui sarai coerente. Puoi svolgere la professione scelta dall'interesse con piacere per tutta la vita. Il successo arriverà sicuramente perché ora cammini come una tartaruga ma continui a camminare continuamente. Un giorno la meta sarà raggiunta.

A volte arrivano sentimenti sbagliatiA mente. Iniziamo a considerarci superiori agli altri. Poi dopo qualche istante capisco cosa ho fatto. E tutte queste cose sono accadute solo nella mente. Ora chiediamo scusa anche nei nostri cuori. Vedi, tutto questo gioco è delle tre qualità della natura. Questi tre guna sono rajas, tamas e Satogun. Quando Rajogun prevale in esso, vengono in mente tali pensieri. Ma poiché sei virtuoso per natura, ti scusi subito. Ora abbiamo commesso un errore in questo. ,

Non c'è bisogno di preoccuparsi troppo, rilassati

Molti titoli devono essere scritti e la velocità con cui sto scrivendo i libriÈ viene scritto lentamente ma vengono aggiunti nuovi titoli.

Andremo, non c'è bisogno di preoccuparsi del nostro trasloco. Qualunque lavoro io faccia, lo faccio molto facilmente e semplicemente, lo faccio con gioia completa. Non vogliocorrere. Io ho camminare lentamente ma costantemente come una tartaruga. Invece di correre ad alta velocità, credo nel camminare lentamente e continuamente. E da questo ho ottenuto il risultato, solo dopo parlo. Comunque la vita non è una gara. Non partecipo a nessuna gara, andrò per la mia strada. Non voglio toccare nessuna altezza. Voglio solo vivere felicemente la mia vita. Ho imparato a conoscere la strada giusta per ottenere la felicità, ecco perché dico che non sono coinvolto in nessuna gara, non ho competizione con nessuno. Per quanto riguarda i titoli, li completerò pian piano e li posterò.

Non fermarti

Stesso problema in cui ti sei fermato. Dov'è questo ostacolo? Questa ostruzione sarà nella mente. Che tipo di ostruzione c'è? Questo è l'ostacolo della testardaggine. L'acqua che scorre rimane pulita e l'acqua stagnante in un punto inizia a puzzare. Solo lo stesso accadrà nella tua mente. Nonfermare. Aprire ora. Rompilo ora Risolvilo ora. Nonfermare. Permettere Essofluire. Raccontare luiOra. Fallo ora Se sei in colpa, dillo. raccontare. Accettarla. Se haifatto una decisione sbagliata, cambia quella decisione ora. Ma non fermartiprovando, diventerai leggero in due minuti. Il peso di 100 kg sarà alleggerito dalla tua mente e dal tuo cuore. La malattia della tiroide che sta accadendo al giorno d'oggi è il risultato di un'ostruzione. Vuoi essere infettato da questa malattia? L'uomo vive in questa malattia, ma non c'è più gioia nel vivere. Sembrano in forma agli occhi del mondo, ma sono diventati vuoti dall'interno. Questa vita è molto preziosa, non sprecarla nella tua arroganza. Vivi con amore e gioia.

Lascialo importante. Lascia l'ego. Cancella te stesso E cancellando te stesso, unisciti a tutti. Ma per connetterti con ogni singola persona nel mondo, devi distruggere te stesso, il che significa che devi distruggere il tuo ego. Non preoccuparti di cosa dirà il mondo. Questo è il nocciolo del problema. Ecco perché non sei in grado di prendere una decisione. È il tuo ego che non ti permette di prendere una decisione. Ecco perché cancella te stesso e connettiti con tutti. Possa tu raggiungere la beatitudine. Questo è quello che cercano tutti. Com'è facile ottenerlo.

Prima mi lascio cadere

Prima mi lascerò cadere, poi mi rotolerò nella polvere. In questo modo io stesso scomparirò. Fino a quando non mi lascio cadere, come posso essere uguale aVoi? Quelle distanze rimarranno. Finché continuerò a portare quello stato, quella posizione, non sarò in grado di connettermi con te. Non servirà a farli cadere, dovranno cadere da soli. Quando mi fai cadere, la distanza aumenterà ulteriormente, ma quando cadrò da me stesso, la distanza diminuirà, mi avvicinerò a te. Dopodiché il nuovo che nascerà sarà uguale alla persona che sta toccando le altezze e alla persona che è al livello inferiore. Questo è il modo per porre fine alla distanza. Quando ti abbassi, in realtà ti alzi più in alto. Ecco perché sto dicendo che quelli che sono alti, che sono all'apice della vita, tu diventi uguale a loro. Tutte queste sono cose pratiche che ho imparato facendo. La gente va in giro con i propri soldi e la propria posizione per 24 ore. Così facendo la distanza aumenterà e sarai tu ad aumentarla.

Un'esperienza di meditazione

Oggi mi sono seduto in meditazione, ho avuto molte esperienze,terrò quelle esperienze di fronte a te. Dopo 3-4 minuti di seduta in meditazione, vedo che si è stabilito un potere nel cervello. E non appena è stato stabilito, tutti i neuroni del cervello hanno iniziato a rilassarsi e io ero pieno di gioia. La mente è dall'altra parte, lo vedo anche molto chiaramente. Alcuni pensieri stanno accadendo in esso. E d'altra parte un potere sta rilassando i neuroni stabilendosi nel cervello. E io sono il terzo che è in grado di vederetutti e tre cose. Forse il potere che si stabilisce nel cervello si chiama coscienza, se non è coscienza allora è potere Kundalini. Perché la mia Kundalini Shakti è stata risvegliata nel novembre 2021 e ho condiviso con tutti voi quello che è successo in quel periodo. Bene passiamo alla nostra prossima esperienza. Dopo di che ho perso completamente la sensazione del corpo. Questo corpo si è mescolatoIL suolo e aria. Da questo ho anche sperimentato direttamente che non sono nemmeno il corpo, perché anche dopo che il corpo è finito, io ci sono, quindi come posso essere il corpo? Ho una domanda, quello che ho lasciato, cioè la mente e quel potere che sono stato in grado di vedere, non possono essere conosciuti dai cinque sensi, quindi è possibile che non ci possa essere un altro mondo uguale al nostro. Credo che sia assolutamente possibile. Bene, lascia questi discorsi e medita, almeno nella meditazione raggiungerai sicuramente l'estasi. La meditazione è una buona cosa sia per il nostro corpo fisico che per quello sottile.

Quale percorso scegliere

Quando sediamo in meditazione, possiamo vedere due cose. Uno è la coscienza e l'altro è la mente. Si tratta di due percorsi diversi. Se ti muovi nella direzione della mente e ti attacchi alla mente, ti sposterai verso il materialismo. Ma se ti muovi verso la coscienza e ti impegni con la coscienza, allora ti stai muovendo verso la spiritualità. Il semplice significato di spiritualità è lo studio della propria anima. Anima significa te. Ciò significa che stai studiando te stesso, analizzando te stesso. Quando entriamo in noi stessi, possiamo vedere sia il nostro bene che il nostro male. Quando una persona si muove verso il sentiero spirituale, distrugge anche i suoi mali, perché ora è in grado di vedere i mali che risiedono dentro di lui. Ecco perché quando incontriamo una persona spirituale, la nostra mente è piena di gioia. Questo accade a causa della sua energia positiva. Perché ora nella persona che si muove su quel sentiero spirituale, tutta l'inimicizia all'interno della persona sarebbe finita e ciò che rimane è solo amore, l'amore del mondo. Ma quando ci muoviamo verso la mente, ci muoviamo verso il materialismo. In questo analizziamo il mondo, cioè vediamo i mali del mondo. Ignoriamo i mali dentro di noi, la ragione di ciò è analizzare il mondo, cioè le altre persone e non il nostro.

Discussione su realizzazione e positività

Come tesai, noi quattro amiciseguire una mattina routine. Che include corsa, yoga,pranayama e meditazione. Stamattina uno dei nostri amici ha mostrato il suo stomaco e ha detto che guarda, il mio è diventato completamente piatto. Allo stesso tempo, è stato anche detto che tutti e tre stiamo diminuendo e Anmol deve essere aumentato. Tutti e tre, infatti, sono in sovrappeso e la loro visione è solo quella di dimagrire. Il mio peso è inferiore alla media ma sono perfettamente in forma. Ecco perché non mi concentro mai sull'aumentoMio peso. Il mio focus è solo sul cibo puro. Ma quando qualcuno dice qualcosa, da qualche parte si sente che manca qualcosa. Mentre la realtà è che non c'è carenza. Possiamo controllare solo dal 5% al 10% del nostro corpo. Riposa il nostro corpo controlla automaticamente che noichiama l'involontario sistema. Qualcosa di simile accade anche nella mente. Uno è la mente cosciente e l'altroè il subconscio mente. Anche nella mente, abbiamo solo dal 5% al 10% di controllo. La cosa interessante è che in base alla materia prima che diamo, il corpo dà buoni o cattivi risultati. Cioè, se diciamo cose positive e ascoltiamo cose positive, allora le cose andranno meglio. L'ascolto positivo e il parlare positivo sono la materia prima. Una volta che hai messo la materia prima, non sarai in grado di gestirla. Altre cose saranno fatte dalla mente subconscia. Ora per farti capire della perdita di peso e per darti che sto scherzando. Sì, lo so che stai scherzando. Ma il fatto è che ho solo dal 5% al 10% di controllo su me stesso. Ora c'è una materia prima detta da te scherzosamente. E il suo risultato sarà estratto dalla stessa mente subconscia. E il positivo non sarà prodotto da materie prime negative. Unico aspetto negativorisultati verrà. Ecco perché, scherzando o seriamente, accetta solo cose positive. Perché il tuo controllo dipende solo dall'accettazione e non oltre. Ora capiamo un altro aspetto qui. Tutti in questo mondo non possono mai essere perfetti. Ora che sappiamo che la perfezione non è mai raggiungibile, perché non accettare oggi, ora e proprio in questo momento che siamo perfetti. Avevo assorbito questa conoscenza un anno e mezzo fa, e il suo risultato è eccellente. Si noti inoltre che non mi sono fermato dopo aver raggiunto la perfezione. Piuttosto oggi sto lavorando di più e anche con l'ecstasy. Quello èperché non lo faccio ottenere il significato sbagliato di quello che ho detto. Le cose sono profonde,inteso con un po' di contemplazione e meditazione.

Cerchiamo ora di capire il terzo aspetto. Come il nostro amico si è elogiato e ha rimosso la mancanza in me. A tutte queste cose è stata data la forma di uno scherzo. Infatti anche il mio amico non sa che sta soddisfacendo il suo Ego. Il nostro ego è potenziato vantandosi e umiliando gli altri. Ma il mio amico non è a conoscenza di questo fatto, ha appena finito. Perché quando andiamo avanti nel confronto, noidivertiti molto. Supponiamo che questo sia uno scherzo, ma puoi annullarlo? Il significato diretto del mio detto è, puoi prendert in giro mostrandoti basso e la persona di fronte a te alta, non l'ho visto fino ad oggi. Pensi, hai mai visto uno scherzo del genere in cui la persona che sta scherzando si abbassa ed eleva la persona di fronte a lui. Ecco perché lo considererò non uno scherzo ma un modo per potenziare il mio Ego.

Parlo di eliminare l'ego. E l'ego è scomparso da dentro di me. Ecco perché non trovo nessuna mancanza in nessuno, ma senza dirlo a quella persona, cerco di rimuovere quella mancanza. Quindi cari amici, questa è la mia strada e l'ho ritenuta opportuna, le vostre opinioni potrebbero essere diverse dalle mie.

Cambia il percorso

Saremo in grado di mantenere relazioni in questo mondo solo con coloro con cui i nostri pensieri coincidono. Perché quando i pensieri sono opposti allora è certo che ci sarà conflitto nei pensieri. Dwanda significa ostacolo. Non dobbiamo fermarci nella vita. Perché la vita è un percorso e sta a noi decidere. Fermarsi significa terminare il percorso. La dualità è come un muro unitario. Non combattere contro il muro. È più facile di così passare attraverso il lato del muro. Non rimanere intrappolato nel conflitto, dove sorge il conflitto, sii dalla parte. Lavora per elevare la tua coscienza. Niente ti sarà utile, quindi non preoccuparti inutilmente. Elevate la vostra coscienza. Se sei felice, allora sarai in grado di rendere felici tutti gli altri. Abbiamo solo due percorsi. O cambiamo i pensieri dell'altra persona, il che è un compito molto difficile. Il secondo modo è cambiare il nostro percorso. Dovrebbe essere più facile farlo e sarebbe anche meglio. Perché dovremmo cambiare qualcunovisualizzazioni? Perché dovremmo chiamare qualcuno cattivo? Se torno indietroal mio mia vita, i miei pensieri sono diversi dai pensieri di oggi. Quindi come posso aspettarmi che le sue opinioni incontrino le mie? Una persona può essere una persona migliore nonostante la differenza di opinioni. Ecco perché se vuoi elevare la tua consapevolezza nella vita, allora non rimanere intrappolato nelle dualità, piuttosto segui il sentiero laterale. In questo momento devi fare cose molto elevate nella vita, quindi non perdere tempo.

La mente è l'agente

La mente è l'agente. Questa è la realtà. È la mente che ci fa fare tutto. Finché c'è mente, c'è azione. Anche i pensieri appaiono solo in presenza della mente. Dove non c'è mente, non c'è nemmeno pensiero. Quando entri in meditazione, quando arriva un tale stato in cui la mente scompare completamente, è lì che inizia l'estasi. Nella meditazione trovi due percorsi. Uno è la coscienza e l'altro è la mente. In meditazione puoi vederli entrambi. Ecco perché una cosa è certa che tu non sei nessuno di loro. Sei diverso da loro. Tutto il giorno ti impegni con la mente. La meditazione è l'unico stato in cui ti impegni con la coscienza. Quando l'anima cioè tuingaggiare con la coscienza, allora si rivela ciò che è la forma dell'anima. La beatitudine è la qualità dell'anima. Ecco perché quando l'anima, cioè tu, è attaccata alla coscienza, allora in quel momento sei in beatitudine. direi soloche ottengo felicità da questo. Perché quando ottieni la felicitàdal materiale mondo allora ha molti effetti collaterali. Cioè, quando ottieni felicità dal mondo materiale, ottieni molte volte più dolori in cambio. Ma la beatitudine ottenuta attraverso la meditazione non ha effetti collaterali. Ecco perché questo percorso di felicità è migliore.

Il più grande guerriero è colui che può camminare su questa strada vivendo in mezzo al mondo, non colui che rinuncia al mondo e cammina su questa strada. Perché dopo aver lasciato il mondo il percorso diventa un pc' più facile. Ma qual è la garanzia che la tua rinuncia a lui risulterà in rinuncia? Intendiamoci, lasci il mondo e vai nella giungla, ma la tua mente è ancora impegnata nella casa e nella famiglia. Questo non può essere chiamato rinuncia.

Sii padrone della mente, non schiavo

Questo mondo è solo dalla mente. Dove finisce la mente, finisce anche il mondo fisico. Questa relazione è solo con la mente. Anche la dualità nella vita viene dalla mente. Cos'è questa dualità? Dualità significa attrito, ostruzione. Dualità nei pensieri, dualità nel percorso. Non ci piace aspettare. Ci piace andare avanti. Mi sono fermato, ho iniziato a vagare in tondo, lìera la depressione. E questo è il motivo dell'insonnia. Scorri, scorri come un fiume, scorri continuamente, non fermarti. E tutto questo gioco sta accadendo nella mente. Pertanto sarebbe appropriato dire che questa dualità e il mondo è la mente. Ecco perché quando mediti, la mente scompare. Ed è qui che inizia l'estasi. Perché tutto lo sconvolgimento, lo sconvolgimento, tutto il conflitto è solo nella mente. Ecco perché la meditazione è molto importante. Ora tutti non possono stare in meditazione per l'intera giornata, quindi qual è l'altro?modo? Il secondo modo è diventare il padrone della mente. Il nostro problema è che ci attacchiamo alla mente stessa. Anche loro credono di essere nella loro mente. Ora, la persona che non medita non saprà mai che la mente è separata, cioè non è la mente. L'intera vita di alcune persone passa e non sanno che non è la mente. Ora colui che non lo sa, allora come può diventare il padrone della mente, farà la schiavitù della mente. Ecco perché per diventare un maestro, prima di tutto devi sapere che non sei la mente. Questa mente è molto strana. Se diventi il padrone della tua mente, la tua vita migliorerà, e se diventi uno schiavo, ti rovinerà anche la vita.

Parole inutili equivalenti a cibo spazzatura

La parola inutile equivale a cibo spazzatura. Non c'è differenza tra entrambi. Il cibo spazzatura distrugge il corpo fisico e le parole inutili distruggono il corpo sottile. No, sarebbe sbagliato dire che il cibo spazzatura colpisce solo il corpo fisico, ma colpisce anche la mente. Sì, c'è un effetto immediato sul corpo e poco dopo sulla mente. Lo stesso accade con le parole inutili. Prima l'effetto immediato è sulla mente e poco dopo sul corpo fisico. Ma una cosa è certa, entrambe le cose, che si tratti di parole inutili o cibo spazzatura, influenzano sia il corpo sottile che quello fisico. Così come prendiamo cibo e parole, così ci comporteremo con le persone e così saranno le nostre decisioni.

Conosci l'importanza delle decisioni. Le decisioni decidono la direzione della nostra vita. Se la nostra vita sarà di alta qualità o di bassa qualità dipende solo dalle nostre decisioni. Le decisioni hanno un ruolo nel determinare se avremo dolori o godremo la felicità nella vita. Quello èperché penso una volta prima di consumare parole inutili e cibo spazzatura. Ascoltare, parlare, leggere e vedere parole non necessarie è il mezzo per riceverlo.

Fonte della mia felicità (come guardo la vita)

Per me due cose sono supreme nella vita. Il primo è adempiere alle responsabilità. Tutti abbiamo qualche o l'altra responsabilità nella nostra vita. Come verso i genitori, verso la moglie, verso i figli, verso gli altri parenti e verso la società. Tutte queste responsabilità devono essere sostenute attraverso denaro e tempo. Il denaro deve essere raccolto e il tempo deve essere dato. L'altra cosa importante nella mia vita è la felicità. Vivere la vita felicemente è l'obiettivo finale della mia vita. Per me il tempo che passa senza godere è una perdita di tempo. E il tempo sprecato non torna più. Devi trovare ciò che ti rende felice. Non posso dirlo. Ma dirò sicuramente da dove prendo la felicità. Come tale,ogni il momento passa nella gioia. Ma c'è qualche fonte dietro. Parlerò di quelle fonti. Mi sveglio presto la mattina e vado a fare una lunga passeggiata. Tutto solo senza nessuno. Dopo di che faccio Yogasana, Pranayama e meditazione. L'intero processo è una gioia per me. La meditazione è fantastica. Stabilisce tutti gli sconvolgimenti che sorgono nei pensieri. Un'altra fonte di gioia per me è interagire con le persone. Persone significa seguaci della dieta. Faccio questo lavoro gratuitamente. Questo servizio gratuito è la fonte della mia gioia. C'era una volta, ho iniziato a prendere le tasse invece della consultazione. Erano passati solo due o tre giorni da quando la mia gioia era completamente scomparsa. Ero vuoto dentro. Dopo tre giorni, ho nuovamente avviato i servizi gratuiti. E la mia gioia è tornata di nuovo. Ho ricominciato a sentirmi pieno. Oggi holavorato molto duro e non mi sento nemmeno stanco. Non si sa nemmeno che sto facendo qualcosa. Sembra che Dio stia facendo tutto. Qualcun altro ha fatto questo e il mio nome è mio. Non si tratta solo di dire, anche la realtà è la stessa, chi fa è lo stesso, Dio. Quando una persona è felice, non si conosce né il duro lavoro né il tempo.

Chi è il vero motivatore

La gente pensa che li ispiri. Ma la realtà è diversa da questa. Il fatto è che le persone mi ispirano. Quelle persone sono la mia fonte di ispirazione. Prendo spunto da te e lo condivido con te. Ora, se dico che motivo le persone, allora sarà sbagliato. Sì, sicuramente imparo molto dalle mie esperienze e dai miei errori, ma tengo quelle esperienze e quegli errori davanti a te e quando li assorbi, mi ispirano a fare meglio. Dio aveva veramente detto nella Bhagavad Gita che ciò che distribuisci nel mondo, lo riavrai indietro.

Come ottenere la soluzione in meditazione?

Se c'è vita allora c'è anche dualità. Se c'è un conflitto, allora c'è anche un percorso. Devi scegliere questi percorsi. Rimaniamo tutti intrappolati nei problemi. E una soluzione deve essere trovata anche per questi problemi. A volte la soluzione esce facilmente ea volte esce con grande difficoltà. Molte volte andiamo in ansia e depressione perché non riusciamo a trovare una soluzione. Ecco perché è molto importante trovare una soluzione. La mia soluzione viene da due punti. Il primo è la Bhagavad Gita e il secondo è la meditazione. Qui sapremo come viene fuori la soluzione in meditazione. Quando entriamo in meditazione, cioè, diventiamo meditativi, allora possiamo vedere noi stessi separatamente da noi stessi. Possiamo vedere i mali e gli errori degli altri molto rapidamente ma non i nostri. Questo perché potremmo vedere gli altri da lontano, separati da loro. Possiamo vedere entrambi i lati. Ma nel contesto del sé, potremmo vedere solo un aspetto, potremmo vedere solo un lato. Nella meditazione possiamo vedere entrambi gli aspetti ed entrambi i lati. Perché nella meditazione veniamo separati dalla mente e dall'intelletto. La mente e l'intelletto ci tengono sempre al centro. Cioè, prima io, poi il resto. Prima la questione del mio vantaggio, poi la questione degli altri. Quindi anche se qualcuno viene danneggiato. Nella meditazione, ci separiamo dalla mente e dall'intelletto e ci connettiamo con l'intera creazione. La differenza tra le due estremità. Tu ed io diventiamo uno, non c'è differenza. Nel decimo capitolo della Bhagavad Gita, Dio dice anche che quest'anima è una parte di me e l'intera creazione è in me, cioè tutti sono uno. Questa è la sensazione in meditazione. Ora consideriamo tutti uguali e parliamo del vantaggio di tutti. L'importanza di ognuno è per me tanto quanto la mia lo è per me. Diventa solo più facile prendere quella decisione. Questo è ciò che accade in meditazione.

Scegli una posizione

Scegli un posto dove spendi da uno a uno e mezzoore quotidiano. Quel posto dovrebbe essere in solitudine. Dovrebbero esserci alberi o un corpo idrico in quel luogo. Significa semplicemente dire che devi trascorrere un'ora o un'ora e mezza lontano dalla tua routine e stare vicino alla natura. Cosa succederà se rimani vicino anatura? Stare vicino alla natura porta cambiamenti dentro di noi a livello cellulare. Anche il numero di pensieri in natura è inferiore. Anche il numero di viste intorno al serbatoio è inferiore. Il significato diretto di dire è che dove il numero di persone è inferiore, anche le idee saranno inferiori. Dove il numero di pensieri è minore, la nostra mente diventa automaticamente calma. Il significato diretto della pace nella mente è la riduzione dei pensieri o la fine dei pensieri. Faccio il mio esempio. Ogni mattina trascorro la mia ora e mezza in un luogo appartato. Dove faccio anche il mio Yogasana, Pranayama, Meditazione ecc. La meditazione è molto buona qui. Vengo completamente assorbito dalla meditazione e sono pieno di gioia. C'è molta differenza tra la meditazione che faccio qui e la meditazione che faccio a casa. Qui la meditazione è migliore.

Ogni atomo è vivo, la conversazione è in corso, sii sensibile

Sì, ogni atomo è vivo, sta vedendo, sta ascoltando, sta anche parlando. Sii l'ascoltatore. Il modo in cui io e io parliamo, nello stesso modo in cui ogni atomo parla tra di loro. Ogni cellula del nostro corpo parla tra di loro. Ogni particella di polvere interagisce tra loro. Ogni particella della roccia sta interagendo tra loro. Nessuno tace. Ho sentito, ho visto, ho sentito. Non c'è silenzio nemmeno nel silenzio della notte. Non c'è silenzio anche dopo aver messo il cotone nell'orecchio. termini parlanti. La questione non si ferma solo qui. Interagisce anche con te. Sii un po' sensibile e vedrai. Vediamo se ti concentri un po'. Questo dialogo avverrà anche con te. Quando sei in meditazione, l'estasi emana dall'interno. Non ottenere estasi da nessuna cosa esterna. Questo è quello che sei in quel momento. Ciò significa che questo è ciò che è la tua mente. Puoi sentire ogni particella. Sii un po' sensibile e vedi, ogni particella dell'universo comunicherà con te e ti aiuterà anche. Connettiti, connettiti con ogni particella della creazione.

Prendi tutto presto

Perché ottenere tutto in fretta? Che fretta c'è? E quando ottieni tutto velocemente, allora cosa farai dopo averlo ottenutoEsso? Quello che intendo dire è che quando ottieni tutto all'improvviso, continuerai a sederti vuoto dopo? È facile stare seduti inattivi? Nel modo in cui l'acqua stagnante inizia a puzzare, la stessa condizione accadrà a noi. La vita consiste nel fare qualcosa o l'altro. La vita è un cammino continuo. La vita è essere felici andando avanti costantemente. Non c'è bisogno di preoccuparsi. Il mondo non cambierà se fai molto. Stai solo sprecando la tua vita. Non cercare di cavartela velocemente. Sì, se c'è piacere nell'ottenerlo velocemente, allora fallo sicuramente. Parlare di Afna non funzionerà. Se non lo fai, la tua capacità lavorativa diminuirà ulteriormente. Lavora con pazienza, lavora con costanza. Goditi anche tu questo momento. Anche dopo aver ottenuto ciò che stai cercando di ottenere, la tua felicità sarà momentanea. Prendilo, ottieni ciò di cui hai bisogno, sii persistente, ma non c'è motivo di preoccuparsi che lo otterrai oggi stesso. Perché la vita è un cammino e camminare è vita.

Be un uomo non un mulo

È giustificato guadagnare denaro fino all'importo con cui puoi adempiere alle tue responsabilità. A parte questo, se stai sprecando il tuo tempo a guadagnare soldi, allora non c'è differenza tra te e un mulo. Un mulo ha bisogno solo di uno stomaco pieno di cibo, ma fa molto lavoro. In realtà non fa il lavoro ma lo fa. È la persona che lo fa. La corda (turbante) legata al collo è nelle mani di quella persona. E quella persona gli fa solo fare più lavoro. Perché una brava persona lavora di più, anche quel turbante non è legato al collo. Questa Maya fa sì che quella persona porti a termine quel lavoro. È Maya che inganna un uomo e lo trasforma in un mulo. Dà avidità, di ricchezza, di fama, di nome, di fama. L'uomo rimane intrappolato in questa avidità. Maya non vuole che l'uomo guardi dentro se stesso. Perché se una persona fa capolino dentro di sé, allora conoscerà la realtà e non cadrà sotto il controllo di Maya. Anche dopo aver soddisfatto i requisiti, se una persona vuole lavorare di più, allora non c'è nulla di male in questo, ma dovrebbe esserci gioia in quel duro lavoro. E se è la felicità, allora guadagnare di più o lavorare di più non è una brutta cosa. Ma la realtà non è così perché se fossi in beatitudine non dovresti prendere sonniferi per dormire. Basta controllare il tuo bilancio, per ottenere quello che stai pagando EMI, è anche disponibile. Sotto il quale sei sepolto e per il quale sei sepolto, capisci anche quello. Forse quello che stai cercando non è disponibile lì. Lui è dentro di te. Stai cercando nel posto sbagliato. Devi entrare dentro te stesso e il giorno in cui entri dentro te stesso, quel giorno Maya verrà da te ma quel giorno dovrà andarsene a mani vuote. In quel giorno conquisterai Maya e conoscerai anche la verità. Il problema non è altro che l'ignoranza. Ho sofferto per due anni a causa dell'ignoranza, cioè della mancanza di informazioni e nient'altro. Ogg sono libero da quei problemi perché la conoscenza significa informazione. Questo vale in ogni ambito della vita. Ecco perché correre dietro alla verità e alla conoscenza, non cadere sotto il controllo di Maya.

Quando la coscienza di una persona si eleva al di sopra, l'umiltà viene automaticamente.

Il giorno in cui la tua coscienza si eleverà, quel giorno diventerai automaticamente umile. Tutti i livelli saranno uguali per te. Tutto ciò che è alto e basso diventerà uguale. Né avrai paura di cadere né sarai felice di salire in alto. Tutti saranno uguali per te, non ci sarà differenza tra chi ha milioni di rupie in tasca e chi ha la tasca vuota. Che siano ricchi o poveri, di basso livello o di alto livello, tutti uguali.

Vita presa in prestito, dov'è la morte?

Esiste una cosa come la morte? Chi muore chi sei Prima di conoscere la morte, devi sapere chi sei. Quello che mi chiami è solo un corpo preso da questo suolo. Anche quello non è il tuo prestito. Se hai preso in prestito, devi restituirlo. Il tuo corpo è solo cibo, non sei tu. Appenaignoranza, appunto stai dicendo che sei quello. Fai un passo indietro e guarda tutto. Allora sappi chi sei, il giorno in cui ti conoscerai, quel giorno saprai anche cos'è la morte. La morte è solo del corpo, cosa che tu non sei. Se sei il corpo, allora il corpo giace ancora davanti a te. Che bisogno c'è di bruciarlo e seppellirlo? Tienilo solo a casa. Qualcuno era all'interno del corpo cheavevo lasciato. Ciò significa che non siamo noi quelli che continuano a pensare per tutta la vita che siamo, ciò significa che siamo il corpo. Quindi il corpo è stato preso in prestito da questa terra e un giorno il prestito dovrà essere rimborsato. Quindi chi è morto e chi è morto.

Non posso cambiare i miei modi

Mente v/s intelletto

Soddisfazione, felicità, dolore sorgono dalla mente. Questa è la sua zona. Ad essa è stato affidato solo il compito della felicità, del dolore e della soddisfazione. L'intelletto ha una e una sola funzione, come mantenersi in vita. Non ha altro scopo. Mettiamo tutta la nostra mente solo dentroQuesto: come possiamo rimanere sani per tutta la vita e come possiamo vivere una vita lunga. Sta accadendo davanti a me un vero incidente, dopo aver osservato il quale sto scrivendo questo paragrafo. Qualunque cosa accadrà qui, accadrà a ogni persona nel mondo in quelle circostanze che stanno accadendo a loro. Ecco perché non dovresti pensare di essere un caso speciale, tu o io, ogni persona si comporterà nello stesso modo in cui si comporta. Tranne una persona che ha conquistato il suo cuore. E farlo è accanto aimpossibile. Perché anche Arjun, che era un così grande arciere, non poteva controllareil suo mente. Sì, ma ci sono alcune tecniche, alcune di queste conoscenzeche viene sotto controllo molto presto, che spiegherò alla fine. Il signor A ha aperto un negozio. Avviare quel negozio è stato un processo epocale. Ci sono state molte molestie in quel lungo processo. Il negozio ha aperto. Il negozio funziona meglio del previsto. Ma qui sta sorgendo un problema. Il signor A non è in grado di sedersi in quel negozio. Ha 20 anni di esperienza,ed è molto grande giocatore nel suo campo. Ecco perché ha portato molto rapidamente quel negozio al livello in cui ci sarebbe voluto almeno un anno per raggiungerlo. Ora qui inizia il vero gioco mentale. Dove lavorava prima. Centinaia di persone lo incontravano lì durante il giorno. Ma quando è seduto qui solo poche persone selezionate lo incontrano e anche molto raramente. Anche le persone sono diverse. Lì le stesse persone si incontravano ancora e ancora dopo aver ripetuto. Aveva trascorso almeno dai 12 ai 15 anni in quel posto. Questo è stato un grande cambiamento. La mente era completamente assorta nel vecchio posto. Qui la mente non otteneva quelle cose che usava per arrivarci. In questo modo la mente iniziò a ribellarsi. La mente era già rattristata dalle molestie di due o tre mesi. Inoltre, ora la menteÈ non ottenere quelle cose che riceveva prima. Qui la mente ha iniziato a giocare molti trucchi per convincersi del suo punto di vista. La mente può spingersi in qualsiasi misura per convincersi del suo punto di vista. Per cosa è stato avviato il buon negozio? L'apertura del negozio è una questione di sopravvivenza, decisa dall'intelletto stesso. La mente ha iniziato a giocare brutti scherzi uno per uno per convincersi del suo punto di vista. Ad esempio, da dove pagherai l'affitto, da dove pagherai le feste, da dove vedrai le spese. C'è un fantasma nel negozio. Perché quando andava al negozio, si innervosiva seduto da solo. Ecco perché hanno iniziato a sentire che c'è qualcosa qui che li preoccupa.Essi non sapevo che tutto questo gioco è della mente, solo e solo per convincere il loro punto. Non avevo idea che tutto questo gioco stesse accadendo. Ma un giorno, mentre sedevo in meditazione, venni a sapere del vero nemico e delle sue imprese. Ora sapevo chi stava causando il problema e la sua causa principale. Se conosciamo la causa principale del problema, diventa facile risolverlo. Il guadagno di quel negozio era così tanto che se si calcola allora guadagnavano più del loro stipendio e anche quello nel primo mese stesso. Il giorno in cui ho trovato la radice, lo stesso giorno in cui la mente avrebbe avuto successo nel suo scopo. Non ho parlato con lui, ma dalla sua mente. Ho dato chiare istruzioni a quella mente che non hai successo nel tuo scopo, perché ero venuto a conoscenza del tuo vero gioco. Ho anche risposto a ogni singola domanda nella mente che ha usato per crearli e spaventarli. E gli ho detto che sei ancora forte, ma il tuo leela finirà in pochi giorni. Ora la mente era pienamente consapevole che ora Mr. It non è nelle mani di A, ma ora il controllo è arrivato nelle mani di Yogacharya Mr. Anmol Yadav e non posso vincere perché è uno Yogi, ha conosciuto le mie mosse, ha assorbito la Bhagwat Gita.Bhagavad Gita è un libro religioso ma è anche il libro di psicologia numero 1 al mondo. Ecco perché la sua mente aveva pienamente compreso che è assolutamente inutile provarci adesso. Perché non posso vincere con Yogacharya perché non ascolterà nemmeno una mia parola. E nei successivi tre o quattro giorni tutto è andato sotto controllo. E oggi gestiamo il nostro negozio con piacere. Lascia che ti dica una cosa che il giorno in cui ho trovato la causa principale, quel giorno erano determinati al 100% a vendere il negozio. Né la mente ha sempre torto né l'intelletto ha sempre ragione. L'intelletto ti farà correre dietro al denaro e la mente ti condurrà verso la felicità, il dolore e la soddisfazione. Ecco perché l'equilibrio è necessario nella vita. Se non sei in grado di farloFare una decisione, prendi l'aiuto di una persona ragionevole o di uno specialista mentale o di un vero yogi.

Dovrebbe esserci meno nella vita

Fare lavoro o affari

Il lavoro tiene in schiavitù il corpo fisico, ma gli affari mantengono in schiavitù il corpo mentale di una persona. Ecco perché prima di andare in una qualsiasi di queste aree, sappi quale corpo devi tenere in schiavitù. Bondage fisico facile da tollerare. Ecco perché molte volte quando le persone entrano in affarida un lavoro professione, non sono in grado di sopportare le restrizioni mentali. E vogliono ottenere la libertà mentale vendendo la loro attività il prima possibile. L'intero gioco è della mente, può anche essere chiamato schiavitù mentale. Poiché la mente trova facile lavorare su uno schema, non ama il cambiamento. E entrare in affari dopo un lavoro è un grande cambiamento. La tua mente non sarà in grado di accettare questo cambiamento. Ecco perché prima impari l'arte di conquistare la mente. Altrimenti la mente ti farà sedere lì al tuo vecchio posto.

Bhakti suprema

Se sei turbato, la causa dei tuoi problemi è l'attaccamento. Attaccamento con le cose in questo mondo materiale. Pensi costantemente a queste cose materiali. Vuoi essere il padrone di queste cose. Vuoi goderti queste cose. Mentre facevi tutto questo, hai dimenticato Dio e hai iniziato a prestare più attenzione a queste cose. Come puoi dimenticareDio? Come puoi dimenticare Dio anche solo per un momento. Dimenticare

Dio mostra solo che sei attaccato alle cose. E se è così, allora dovresti prendere le distanze da quell'oggetto. Non importa quanto sia prezioso nel mondo, rinunciaci, perché la devozione è suprema. La lode di Dio è l'atto più alto. Ecco perché Dio dovrebbe essere lodato mentre si lavora. Dovremmo sempre ricordare Dio. Non sarai mai attaccato alle cose. L'attaccamento e l'attaccamento sono la radice dei problemi. E l'attrazione e l'attaccamento dovrebbero essere solo con Dio. Perché a parte Dio, se mantieni il tuo attaccamento e l'attaccamento da qualche altra parte, allora è certo che proverai dolore.

Grazie,

Yogacharya Shri Anmol Yadav

www.ingramcontent.com/pod-product-compliance
Lightning Source LLC
Chambersburg PA
CBHW051900250726
48659CB00006B/2325